AKTIVE GEHMEDITATION FÜR ANFÄNGER

BESEITIGT ÄNGSTE, ERHÖHT DAS SELBSTWERTGEFÜHL, VERBESSERT DIE ENTSPANNUNG VOR DEM SCHLAFENGEHEN, GEISTIGE FÜLLE

Jorge O. Chiesa

Inhaltsverzeichnis

Einführung: Meditation beim Gehen

In dieser Meditationsmethode wirst du nicht nur das Basiswissen der Gehmeditation erwerben können, sondern auch eine extreme Kraft, dich selbst und deine innere Erfahrung und dein Gefühl über Tradition und Definition hinaus zu erheben.

Die Gehmeditation wird allgemein als eine Möglichkeit zur Entlastung der Beine verstanden. Obwohl es diese Wirkung hat, ist es nicht die einzige Bedeutung von Kinhin.

Im Sitzen können die Beine taub werden oder "einschlafen". Das bedeutet nicht, dass der Kreislauf schlecht ist, sondern ganz im Gegenteil. Es gibt ein altes Sprichwort im Zen: *"Ein Feuer, das in den Zehen beginnt und deinen ganzen Körper verzehrt"*, das ist die Bedeutung dieser Taubheit. Das Kleinste - auch die Beine, die einschlafen - ist ein Forschungsthema in unserer Zen-Ausbildung.

Eine alte Frage lautet: *"Kannst du deinen Körper so weich wie der eines Babys machen?* Wenn deine Beine und Füße taub sind, wirst du feststellen, dass deine Knöchel normalerweise flexibel sind. Einmal, als ich mit meinem Zen-Meister, dem verstorbenen Pfarrer Dr. Soyu Matsuoka-roshi, dem Erzbischof von Soto Zen Nordamerika, einen privaten Dokusan hatte, der aus zwei normalen einstündigen Sitzungen mit Kinhin und ohne Reden bestand - waren beide Beine für den letzten Gong komplett eingeschlafen. Als ich kauerte, summten beide Füße in meinen Socken. Als ich zum Altar ging, krochen die Zehen meines rechten Fußes über den Teppich und beugten sich hinunter zu dem Ort, an dem ich teilweise oben auf meinem Fuß stand. Ich bin fast gefallen! Der Sensei hat mich erwischt.

Mein Fuß wachte auf, aber es tat nicht weh.

Kinhin ist die Erweiterung der Stille von Zazen in der Aktion des Gehens. In deinem Kopf solltest du danach streben, jeden Unterschied zwischen den beiden zu beseitigen - sie sind eher gleich als verschieden.

Es gibt ein berühmtes Zen-Sprichwort: "Quiet in Action - Quiet in Action". Wir haben diese Kalligraphie des verstorbenen Pfarrers Dr. Soyu Matsuoka-roshi von diesem Ausdruck. Da steht auch: "Schweigen ist Donner - Mokurai." Dies ist die wichtigste Bedeutung der Gehmeditation - sie bringt die Kraft der Meditation in den täglichen Akt des Gehens.

Es symbolisiert auch die Tatsache, dass der Buddha nach seiner Erleuchtung um den Bodhi-Baum herumgeht. So repräsentiert es auch deine "Wanderung durch die Welt der Erleuchtung", wie

Dogen-Zenji, der Gründer des Soto Zen-
Buddhismus, zum ersten Mal sagt.

Wie meditiert man beim Gehen?

Der Ort, an dem der Herr Buddha nach seiner Erleuchtung in Bodhgaya meditierte, existiert bis heute. Sein Weg war siebzehn Schritte lang. Heutzutage neigen die Waldmönche dazu, ihre Meditationswege viel länger zu machen - bis zu dreißig Schritte lang. Der Anfänger kann dreißig Schritte zu lang sein, weil seine Aufmerksamkeit noch nicht entwickelt ist. Wenn du das Ende der Straße erreichst, mag dein Verstand "auf der ganzen Welt und zurück" gewesen sein. Denken Sie daran, dass Gehen eine anregende Haltung ist, und zunächst neigt der Geist dazu, viel zu wandern. Normalerweise ist es für Anfänger am besten, mit einem kürzeren Weg zu beginnen; fünfzehn Schritte wären eine gute Länge.

Wenn du eine Outdoor-Meditation

machst, suche dir einen abgelegenen Ort, an dem du nicht abgelenkt oder gestört wirst. Es ist gut, einen leicht geschlossenen Weg zu finden. Es kann eine Ablenkung sein, in einem offenen Gelände mit Aussicht zu wandern, da der Geist von der Landschaft angezogen werden kann. Wenn der Weg geschlossen ist, neigt er dazu, den Geist nach innen, zu sich selbst und zum Frieden zu führen. Ein geschlossener Raum eignet sich besonders für spekulative Persönlichkeiten, die gerne viel denken; er hilft, ihren Geist zu beruhigen.

➢ *Vorbereitung von Körper und Geist*

Sobald du einen geeigneten Weg gewählt hast, stehe an einem Ende. Stell dich gerade hin. Leg deine rechte Hand auf die linke Seite vor dir. Geh nicht mit den Händen hinter dem Rücken. Ein Meditationslehrer, der das Kloster, in dem ich wohnte, besuchte, kommentierte einmal, als er einen der Gäste mit den

Händen hinter dem Rücken auf und ab gehen sah: "Er geht nicht in der Meditation, er geht spazieren. Indem du deine Hände vor dich legst, schaffst du eine klare Entschlossenheit, den Geist auf die Gehmeditation zu konzentrieren, um ihn vom reinen Gehen zu unterscheiden. ||

Die Praxis entwickelt zuerst samādhi, ein Pali-Wort, das bedeutet, den Geist zu fokussieren, den Geist zu einem zu entwickeln - mit dem Ziel, allmählich einen Grad an Aufmerksamkeit und Konzentration zu erreichen. Um den Geist zu fokussieren, muss man fleißig und entschlossen sein. Dies erfordert eine gewisse körperliche und geistige Gelassenheit. Du beginnst damit, dich selbst zu komponieren, indem du deine Hände vor dir hältst. Die Komposition des Körpers hilft, den Geist zu komponieren. Nachdem man den Körper so zusammengesetzt hat, sollte man dann ruhig bleiben und dem Körper Bewusstsein und Aufmerksamkeit schenken. Dann hebe deine Hände zusammen in Anjali, einer Geste des Respekts, und mit geschlossenen Augen reflektiere für ein paar Minuten über die Eigenschaften des Buddha, des Dhamma und der Saṅgha.

Siehe, ihr habt Zuflucht genommen im Buddha, dem Weisen, dem Einen, der weiß und sieht, dem Erwachten, dem Voll Erleuchteten. Denke in deinem Herzen einige Minuten lang über die Eigenschaften des Buddha nach. Dann erinnere dich an das Dhamma - Die Wahrheit, die du auf dem Weg der Gehmeditation verwirklichen willst.

Schließlich solltest du dich an Saṅgha erinnern, besonders an die völlig Erleuchteten, die die Wahrheit durch die Kultivierung der Meditation erkannt haben.

Dann nimm deine Hände vor dich und nimm eine mentale Entscheidung darüber, wie lange du "meditierst gehen" wirst, ob es eine halbe Stunde, eine Stunde oder mehr ist. Egal wie lange du dich entscheidest zu gehen, bleib dabei. Auf diese Weise nähren Sie den Geist in dieser Anfangsphase der Meditation mit Begeisterung, Inspiration und Zuversicht.

Die großen Vorteile einer aktiven Meditation

Der Buddha sprach von den fünf Vorteilen der Gehmeditation. In der Reihenfolge, in der Sie sie in dieser Sutta aufgeführt haben, sind sie wie folgt: Die Gehmeditation entwickelt Ausdauer für lange Strecken; sie ist gut für das Streben; sie ist gesund; sie ist gut für die Verdauung nach einer Mahlzeit; und die durch die Gehmeditation gewonnene Konzentration hält lange an.

Der erste Vorteil der Gehmeditation besteht darin, dass sie zu einer Ausdauer bei Gehstrecken führt. Dies war besonders wichtig zur Zeit des Buddha, als die meisten Menschen zu Fuß reisten. Derselbe Buddha ging regelmäßig von Ort zu Ort und ging bis zu sechzehn Kilometer pro Tag. Deshalb empfahl er, die

Gehmeditation als Mittel zur Entwicklung der körperlichen Fitness und Ausdauer beim Langstreckengehen einzusetzen. Die Waldmönche wandern heutzutage noch, auf thailändisch heißt es Tudong. Sie nehmen ihre Schalen und Tuniken und gehen auf der Suche nach abgelegenen Orten zum Meditieren. In Vorbereitung auf das Wandern erhöhst du allmählich die Menge der Meditation, während du gehst, um deine körperliche Fitness und Ausdauer zu entwickeln. Erhöhen Sie die Anzahl der Stunden Meditation, die Sie pro Tag gehen, auf mindestens fünf oder sechs Stunden.

> ### *Der Aufwand*

Anstrengung, insbesondere zur Überwindung von Schläfrigkeit, ist der zweite Vorteil. Während der Sitzmeditation können Meditierende in ruhige Zustände geraten, aber wenn sie "zu ruhig" sind, können sie anfangen einzuschlafen. Ohne Aufmerksamkeit und Bewusstsein kann die Meditation, auch wenn sie sich friedlich anfühlt, zu Ungeschicklichkeit werden, weil sie von Faulheit und Lethargie überwunden wurde. Die Gehmeditation kann diesem Trend entgegenwirken.

Ajahn Chah empfahl uns immer, einmal pro Woche die ganze Nacht wach zu bleiben, zu sitzen und die ganze Nacht zu meditieren. Wir waren gegen ein oder zwei Uhr morgens sehr schläfrig, also empfahl Ajahn Chah, dass wir die Meditation durchführen, indem wir rückwärts gehen, um die Schläfrigkeit zu überwinden: Man schläft nicht ein, wenn man rückwärts geht! Einmal im Bodhinyana Monastery in Westaustralien angekommen, bin ich eines Morgens, gegen fünf Uhr morgens, früh losgegangen, um eine Gehmeditation zu machen, und sah einen Laien, der für das Rain Retreat im Kloster übernachtete und Meditation machte, der auf der Spitze der zwei Meter hohen Mauer vor dem Kloster auf und ab ging. Indem ich mich sehr bemühte, auf jeden Schritt aufmerksam zu sein, überwand ich die Müdigkeit, indem ich ein erhöhtes Gefühl von Wachsamkeit, Anstrengung und Eifer entwickelte.

➢ *Gesundheit*

Der Buddha sagte, dass Gehmeditation zu guter Gesundheit führt. Dies ist der dritte Vorteil. Wir alle sind uns bewusst, dass das Gehen als eine sehr gute Form der Bewegung angesehen wird. Heute hören wir sogar von Power Walking. Nun, wir sprechen hier von "Kraftmeditation", die die Gehmeditation als körperliche und geistige Übung entwickelt. Aber um beide Vorteile zu erhalten, müssen wir das Bewusstsein für den Prozess des Gehens schärfen, anstatt einfach zu gehen und den Geist weggehen zu lassen, indem wir über andere Dinge nachdenken.

➢ *Verdauung*

Der vierte Vorteil der Gehmeditation ist, dass sie gut für die Verdauung ist. Dies ist besonders wichtig für Mönche, die täglich eine Mahlzeit einnehmen. Nach einer Mahlzeit geht das Blut in den Magen und weg vom Gehirn. So kann man sich schläfrig fühlen. Die Waldmönche betonen, dass man nach einer Mahlzeit ein paar Stunden Meditationsspaziergang machen muss, denn auf und ab gehen hilft der Verdauung. Auch für Laienmeditierende, wenn Sie eine schwere Mahlzeit eingenommen haben, gehen Sie, anstatt ins Bett zu gehen, hinaus und machen Sie eine Stunde Gehmeditation. Es wird zum körperlichen Wohlbefinden beitragen und die Möglichkeit bieten, den Geist zu kultivieren.

➢ *Konzentration*

Der fünfte wichtige Vorteil der Gehmeditation ist, dass die Konzentration, die durch die Gehmeditation entsteht, über einen langen Zeitraum erhalten bleibt. Die Gehhaltung ist im Vergleich zum Sitzen eine relativ grobe oder komplexe meditative Haltung. Im Sitzen ist es einfach, die Haltung aufrechtzuerhalten. Unsere Augen sind geschlossen, so dass es keine visuellen Sinnesreize gibt, und wir sind nicht an einer Körperbewegung beteiligt.

Daher ist das Sitzen im Vergleich zum Gehen eine einfachere Haltung in Bezug auf die damit verbundenen Aktivitäten. Gleiches gilt für das Stehen und Liegen, denn es gibt keine Bewegung. Wenn man nur in der Sitzhaltung eine Konzentration entwickelt hat, wenn man aus dieser Position aufsteht und mit Körperbewegungen wie dem Gehen beginnt, ist es schwieriger, diesen Konzentrationszustand aufrechtzuerhalten. Das liegt daran, dass man von einem verfeinerten Zustand in einen gröberen Zustand übergeht. Während wir gehen, gibt es viel mehr sensorische Informationen.

Wir schauen uns an, wohin wir gehen, deshalb gibt es einen visuellen Eingang. Es gibt auch einen sensorischen Beitrag der Körperbewegung. Wenn wir also den Geist konzentrieren können, während wir gehen und all diese Sinnesreize empfangen, dann wird es einfacher, die Konzentration aufrechtzuerhalten, wenn wir von dieser Haltung zu einer einfacheren wechseln. Das heißt, wenn wir uns hinsetzen, wird die Kraft des Geistes und die Kraft dieser Konzentration leicht auf diese Haltung übertragen. Daher kann die Gehmeditation helfen, die Kraft und Klarheit des Geistes und eine Konzentration zu entwickeln, die zu anderen weniger aktiven Meditationshaltungen führen kann.

Geh-Meditation......

Die meisten Menschen im Westen verbinden Meditation mit dem Sitzen in Stille. Aber die traditionellen buddhistischen Lehren identifizieren vier Meditationshaltungen: Sitzen, Gehen, Stehen und Liegen. Alle vier sind gültige Mittel, um ein klares und klares Bewusstsein für den gegenwärtigen Moment zu schaffen. Die häufigste Meditationshaltung nach dem Sitzen ist das Gehen. In Meditationszentren und Klöstern werden oft Innenhallen und Freiluftwege für die Gehmeditation gebaut. In Meditationsretreats ist die regelmäßige Gehmeditation ein fester Bestandteil des Programms. In der Praxis außerhalb der Retreats werden einige Menschen das Gehen als Teil ihrer täglichen Meditationspraxis einbeziehen, z.B. zehn oder zwanzig Minuten vor dem

Sitzen, oder die Gehmeditation statt des Sitzens.

Die Gehmeditation bringt neben der Kultivierung der Achtsamkeit eine Reihe von Vorteilen mit sich. Es kann ein nützlicher Weg sein, um die Konzentration zu erhöhen, vielleicht zur Unterstützung der Sitzübung. Wenn wir müde oder faul sind, kann das Gehen belebend sein. Die Empfindungen des Gehens können überzeugender sein als die subtileren Empfindungen der Atmung im Sitzen. Das Gehen kann nach einer Mahlzeit, dem Aufwachen aus dem Schlaf oder nach einer langen Zeit der Sitzmeditation sehr hilfreich sein. In Zeiten starker Emotionen oder Stress kann die Gehmeditation entspannender sein als das Sitzen. Ein zusätzlicher Vorteil ist, dass die Gehmeditation bei längerer Anwendung die Kraft und Ausdauer erhöhen kann. Die Menschen haben eine Vielzahl von Einstellungen zur Gehmeditation. Einige Leute nehmen es leicht und finden es eine

Freude. Für viele andere dauert die Wertschätzung dieser Form der Meditation einige Zeit; sie ist ein "erworbener Geschmack". Andere sehen jedoch seine Vorteile und machen Gehmeditation, obwohl sie es nicht sehr mögen.

Um formale Meditation beim Gehen zu praktizieren, finden Sie einen etwa 30 bis 40 Fuß langen Pfad und gehen Sie einfach von einer Seite zur anderen. Wenn du das Ende deines Weges erreichst, stoppst du komplett, drehst dich um, stoppst erneut und fängst dann wieder an. Behalte deine Augen unten, ohne auf etwas Bestimmtes zu schauen. Einige Leute finden es hilfreich, ihre Augenlider halb geschlossen zu halten. Wir werden gestresst, indem wir von einer Seite zur anderen auf einem einzigen Weg gehen, anstatt herumzulaufen, weil sonst ein Teil des Geistes den Weg gehen müsste. Es bedarf einiger mentaler Anstrengungen, um z.B. einen Stuhl zu vermeiden oder auf einem Felsen zu gehen. Wenn man von einer

Seite zur anderen geht, kennt man bald die Route und den Teil des Geistes, der Probleme löst, der zur Ruhe gebracht werden kann.

Das Gehen im Kreis ist eine Technik, die manchmal verwendet wird, aber der Nachteil ist, dass die Kontinuität eines Kreises einen wandernden Geist verstecken kann. Wenn man hin und her geht, kann die kleine Unterbrechung, wenn man am Ende des Weges stehen bleibt, helfen, die Aufmerksamkeit auf sich zu ziehen, wenn man gewandert ist. Wenn du von einer Seite zur anderen gehst, finde einen Rhythmus, der dir ein Gefühl von Leichtigkeit vermittelt. Ich empfehle normalerweise, langsamer zu gehen als normal, aber das Tempo kann variieren. Schnelles Gehen kann ein größeres Gefühl der Leichtigkeit vermitteln, wenn Sie aufgeregt sind. Oder zügiges Gehen kann angebracht sein, wenn Sie müde sind. Wenn der Geist ruhig und wachsam ist, kann ein langsames Gehen natürlicher erscheinen. Deine Geschwindigkeit kann sich während einer Zeit der Gehmeditation ändern.

Schau, ob du den Rhythmus spüren kannst, der dich inniger und aufmerksamer für die körperliche Erfahrung des Gehens hält. Nachdem du einen Rhythmus der Ruhe gefunden hast, lass deine Aufmerksamkeit sich in den Körper legen. Manchmal finde ich es entspannend, darüber nachzudenken, ob mein Körper mich mitnehmen darf. Sobald Sie sich mit Ihrem Körper verbunden fühlen, lassen Sie Ihre Aufmerksamkeit auf Ihre Füße und Unterschenkel richten. In der Sitzmeditation ist es üblich, die wechselnden Empfindungen des Einatmens und Ausatmens als "Anker" zu nutzen, der uns in der Gegenwart hält. In der Gehmeditation liegt der Fokus auf dem abwechselnden Schritt der Füße.

Mit Ihrer Aufmerksamkeit auf Ihre Beine und Füße, spüren Sie die Empfindungen jedes Schrittes. Spüre, wie deine Beine und Füße angespannt sind, während du dein Bein hebst. Spüren Sie die Bewegung Ihres Beines, während es in der Luft schwingt. Spüren Sie den Kontakt des Fußes mit dem Boden. Es gibt so etwas wie eine "richtige" Erfahrung nicht. Du musst nur sehen, wie sich die Erfahrung auf dich auswirkt. Jedes Mal, wenn du bemerkst, dass der Geist gewandert ist, kehrst du zu den Empfindungen der gehenden Füße zurück. Eine Vorstellung vom Rhythmus der Schritte zu haben, kann helfen, eine Kontinuität des Bewusstseins aufrechtzuerhalten.

Als Hilfe, um präsent zu bleiben, können Sie beim Gehen einen stillen mentalen Anhänger für Ihre Schritte tragen. Die Bezeichnung kann "Schritt, Schritt" oder "links, rechts" sein. Die Kennzeichnung besetzt den denkenden Geist mit einer rudimentären Form des Denkens, so dass es weniger wahrscheinlich ist, dass sich der Geist davon entfernt. Die Kennzeichnung weist den Geist auch auf das hin, was du beobachten willst. Wenn du den "Schritt" bemerkst, wirst du deine Füße bemerken.

Wenn Sie nach einer Weile feststellen, dass Sie "rechts" für den linken Fuß und "links" für den rechten Fuß sagen, wissen Sie, dass Ihre Aufmerksamkeit verloren gegangen ist. Wenn Sie langsamer gehen, können Sie versuchen, jeden Schritt in Phasen einzuteilen und die traditionellen "Lift, Place"-Labels zu verwenden. Um sehr langsam zu gehen, können Sie die Beschriftungen "Heben, Bewegen und Platzieren" verwenden.

Versuchen Sie, Ihre Aufmerksamkeit auf die Empfindungen des Gehens zu richten und lassen Sie alles andere los. Wenn starke Emotionen oder Gedanken auftauchen und Ihre Aufmerksamkeit von den Empfindungen des Gehens ablenken, ist es oft hilfreich, das Gehen aufzugeben und sich um sie zu kümmern. Wenn sie nicht mehr überzeugen, kannst du zur Gehmeditation zurückkehren. Sie können auch etwas Schönes oder Interessantes finden, das Ihnen beim Gehen ins Auge fällt. Wenn du nicht loslassen kannst, hör auf zu laufen und mach die "Such"-Meditation. Gehen Sie weiter, wenn Sie mit der Suche fertig sind.

Einige Menschen finden, dass ihr Geist beim Gehen aktiver oder ablenkender ist als beim Sitzen zur Meditation. Dies kann daran liegen, dass das Gehen aktiver ist und die Augen offen sind. Wenn ja, lassen Sie sich nicht entmutigen und denken Sie nicht, dass Gehen weniger nützlich ist. Tatsächlich kann es nützlicher sein, zu lernen, mit dem alltäglichen Geist zu üben. Du kannst deinen Verstand trainieren, jedes Mal präsent zu sein, wenn du gehst. Einige Menschen wählen bestimmte Aktivitäten in ihren täglichen Routinen, um Gehmeditation zu praktizieren, wie z.B. das Gehen in einem Flur zu Hause oder bei der Arbeit, oder vom Auto zu ihrem Arbeitsplatz.

In unserem täglichen Leben verbringen

wir mehr Zeit mit dem Gehen als mit geschlossenen Augen ruhig zu sitzen. Die Gehmeditation kann als eine kraftvolle Brücke zwischen der Praxis der Meditation und dem täglichen Leben dienen und uns helfen, präsenter, aufmerksamer und konzentrierter in den gewöhnlichen Aktivitäten zu sein. Es kann uns wieder mit der Einfachheit des Seins und der Wachsamkeit verbinden, die daraus entsteht.

Die Objekte der Meditation

Der Buddha lehrte vierzig verschiedene Meditationsobjekte, von denen viele auf dem Weg verwendet werden können. Einige sind jedoch besser geeignet als andere. Ich werde hier einige dieser Objekte der Meditation besprechen, beginnend mit den am häufigsten verwendeten.

Die erste Methode ist das Bewusstsein für die Haltung beim Gehen. Achte beim Gehen ganz auf die Fußsohlen, auf die Empfindungen und Gefühle, die auftauchen und verschwinden. Während du gehst, wird sich das Gefühl ändern. Wenn der Fuß aufsteht und wieder mit dem Weg in Berührung kommt, entsteht ein neues Gefühl. Achten Sie auf dieses Gefühl an der Fußsohle. Wiederum, wenn der Fuß nach oben steigt, merkt man das neue Gefühl mental, wenn es entsteht.

Wenn du jeden Fuß hebst und ihn abstellst, kennst du die Empfindungen, die du fühlst. Bei jedem neuen Schritt werden bestimmte neue Gefühle erlebt und die alten verschwinden. Diese sollten sorgfältig bekannt sein. Mit jedem Schritt gibt es ein neues Gefühl: Gefühl, das entsteht, Gefühl, das verschwindet; Gefühl, das entsteht, Gefühl, das verschwindet.

Mit dieser Methode achten wir auf das Gefühl des Gehens in sich selbst, bei jedem Schritt, den wir unternehmen, auf der Website vedanā (angenehme, unangenehme oder neutrale Empfindungen). Wir sind uns jeder Art von vedanā bewusst, die auf den Fußsohlen entsteht. Wenn wir aufstehen, gibt es ein Gefühl, ein Gefühl, ein Gefühl des Kontaktes mit dem Boden. Dieser Kontakt kann Schmerzen, Hitze oder andere Empfindungen verursachen. Wir schenken diesen Gefühlen unsere Aufmerksamkeit und kennen sie vollständig. Beim Anheben des Fußes, um einen Schritt zu machen, ändert sich das Gefühl, sobald der Fuß den Kontakt zum Boden verliert. Wenn wir diesen Fuß absetzen, entsteht wieder ein neues Gefühl, wenn der Fuß mit dem Boden in Berührung kommt. Während wir gehen, verändern sich die Gefühle ständig und kommen wieder hoch. Wir beobachten genau, wie dieser entsteht und verschwindet, wenn die Fußsohlen aufstehen oder den Boden berühren. Auf diese Weise behalten wir unsere ganze Aufmerksamkeit nur auf die Empfindungen, die beim Gehen entstehen.

Hast du schon einmal die Empfindungen in deinen Füßen beim Gehen bemerkt? Sie passieren jedes Mal, wenn wir gehen, aber wir neigen dazu, diese subtilen Dinge im Leben nicht zu bemerken. Wenn wir gehen, neigen unsere Gedanken dazu, woanders zu sein. Die Gehmeditation ist ein Weg, um zu vereinfachen, was wir tun, wenn wir es tun. Wir bringen den Geist zum "Hier und Jetzt", sind "eins mit dem Weg zum Gehen". Wir vereinfachen alles, beruhigen den Geist, indem wir einfach das Gefühl kennen, wie es kommt und geht.

Es ist wichtig, sich daran zu erinnern, dass man beim Gehen die Augen eineinhalb Meter weiter unten halten muss. Schau dich nicht abgelenkt von diesem oder jenem um. Bewahre das Bewusstsein für das Gefühl auf den Fußsohlen und entwickle auf diese Weise eine fokussierte Aufmerksamkeit und ein klares Wissen über das Gehen während des Gehens, wie schnell solltest du gehen? Ajahn Chah empfahl, natürlich zu gehen, nicht zu langsam oder zu schnell. Wenn du schnell gehst, wirst du es sehr schwierig finden, dich auf das Gefühl zu konzentrieren, dass das Gefühl kommt und geht. Du musst vielleicht langsamer werden. Auf der anderen Seite müssen einige Leute vielleicht schneller werden. Du musst deinen eigenen Rhythmus finden, was auch immer für dich funktioniert. Sie können zunächst langsam beginnen und dann allmählich Ihr normales Gehtempo erreichen.

Wenn deine Aufmerksamkeit schwach ist (was bedeutet, dass dein Geist viel wandert), dann gehe sehr langsam, bis du im gegenwärtigen Moment jedes Schrittes bleiben kannst. Beginnen Sie, indem Sie am Anfang der Straße Aufmerksamkeit wecken. Wenn du mitten auf der Straße stehst und dich dann mental fragst: "Wo ist mein Verstand, ist er in der Empfindung auf den Fußsohlen? kenne ich den Kontakt hier und jetzt, in diesem Moment?" Wenn der Verstand sich wegbewegt hat, dann bringe ihn wieder zu den Empfindungen in den Füßen zurück und gehe weiter. Wenn du das Ende der Straße erreichst, drehst du dich langsam um und stellst deine Aufmerksamkeit wieder her: Wo ist der Verstand, ist er weggegangen, kennst du das Gefühl an den Fußsohlen? Der Verstand neigt dazu, zu anderen Orten zu wandern, an denen er Gedanken verfolgt: Angst, Angst, Glück, Traurigkeit, Traurigkeit, Sorgen, Zweifel, Freuden, Frustrationen und alle anderen Gedanken, die auftauchen können. Wenn die Aufmerksamkeit auf das Objekt der Meditation nicht vorhanden ist, stellt sie den Geist durch den einfachen Akt des Gehens wieder her und beginnt dann, zum anderen Ende des Weges zurückzugehen.

Wenn du in der Mitte der Straße ankommst, beachte noch einmal: "Jetzt bin ich mitten auf der Straße" und prüfe, ob der Verstand mit dem Objekt ist. Dann, wenn du am Ende der Straße angekommen bist, schreibe mental "Wo ist der Verstand?". Auf diese Weise gehst du vorwärts und rückwärts, im Bewusstsein der Gefühle, die kommen und gehen. Während du gehst, stehts deine Aufmerksamkeit wiederherstellen, den Geist rückwärts anziehen, ihn nach innen ziehen, ihn bewusst machen, das Gefühl in jedem Moment kennen, wie es kommt und geht.

Wenn Sie die Empfindungen und Gefühle an den Fußsohlen im Auge behalten, werden Sie feststellen, dass der Geist weniger abgelenkt ist. Der Verstand wird weniger geneigt, in die Dinge hinauszugehen, die um dich herum geschehen. Du beruhigst dich mehr. Der Geist wird ruhig, wenn er sich beruhigt. Sobald der Geist ruhig und gelassen ist, werden Sie feststellen, dass das Gehen eine zu grobe Aktivität für diese Qualität des Geistes wird. Du wirst nur still sein wollen. Also stoppt und stoppt, damit der Geist diese Ruhe und Gelassenheit erleben kann.

Gehen impliziert den mentalen Willen, sich zu bewegen, und dein Geist kann sich zu sehr auf das Objekt der Meditation konzentrieren, um sich zu bewegen. Fahre mit dem Stehübungen fort. Meditation hat mit der Arbeit des Geistes zu tun, nicht mit einer bestimmten Haltung. Die körperliche Haltung ist nur ein bequemes Mittel, um die Arbeit des Geistes zu verbessern. Diese Ruhe und Stille wird als Passaddhi bezeichnet; sie ist einer der Faktoren der Aufklärung. Konzentration und Ruhe arbeiten mit Aufmerksamkeit zusammen; kombiniert mit Energiefaktoren, Dhamma-Forschung, Freude und Gelassenheit bilden sie die "Sieben Faktoren der Erleuchtung". Wenn der Geist in der Meditation ruhig ist, dann wird durch diese Ruhe ein Gefühl von Freude, Ekstase und Glückseligkeit entstehen. Der Buddha sagte, dass die Freude am Frieden das höchste Glück ist. Ein konzentrierter Geist erlebt diesen Frieden, und dieser Frieden kann in unserem Leben erlebt werden. Nachdem wir die Praxis der Gehmeditation in einem formalen Kontext entwickelt haben, dann können wir, wenn wir in unserem täglichen Leben gehen, indem wir in die Zelte gehen, von einem Raum zum anderen gehen, diese Gehaktivität als Meditation nutzen. Wir können uns dessen bewusst sein, indem wir einfach gehen, indem wir uns einfach in diesem Prozess befinden. Unser Verstand kann ruhig und in Frieden sein. Auf diese Weise können wir Konzentration und Ruhe in unserem täglichen Leben entwickeln.

Wenn während der Sitzmeditation der Geist mit einem bestimmten Meditationsobjekt beruhigt wird, dann kannst du dieses Objekt in der Gehmeditation verwenden. Bei einigen subtilen Objekten der Meditation, wie z.B. der Atmung, muss der Geist jedoch zuerst eine gewisse Stabilität in dieser Ruhe erreicht haben. Wenn der Geist noch nicht ruhig ist und du anfängst zu gehen und die Aufmerksamkeit auf den Atem konzentrierst, wird es schwierig sein, da der Atem ein sehr subtiles Objekt ist. Es ist in der Regel am besten, mit einem gröberen Objekt der Meditation zu beginnen, wie z.B. mit Gefühlsempfindungen, die in den Füßen entstehen. Es gibt viele Objekte der

Meditation, die gut von der Haltung des Sitzens auf die des Gehens übertragen werden: zum Beispiel die Vier der göttlichen Wohnstätte: Liebevolle Güte, Mitgefühl, anerkennende Freude und Gerechtigkeit.

Im Laufe der Zeit entwickelst du weitreichende Gedanken, die auf liebender Güte basieren: "Mögen alle Wesen glücklich sein, alle Wesen in Frieden sein, alle Wesen frei von allem Leid. Du kannst die Gehhaltung als Ergänzung zum Sitzen verwenden und die Meditation auf dem gleichen Objekt, aber in einer anderen Haltung entwickeln.

Fazit: Die Wahl eines Mantra

Wenn du beim Gehen in der Meditation feststellst, dass du einschläfst, aktiviere den Geist, anstatt ihn zu beruhigen, mit einem Mantra, um ihn konzentrierter und wacher zu machen. Benutze ein Mantra wie Buddho und wiederhole das Wort leise immer und immer wieder. Wenn der Verstand noch wandert, dann beginnt er, Buddho sehr schnell zu sagen, und geht sehr schnell auf und ab. Während du gehst, rezitiere Buddho, Buddho, Buddho, Buddho, Buddho. Auf diese Weise kann sich dein Verstand sehr schnell konzentrieren. Lassen Sie mich Ihnen eine Geschichte erzählen, die die Wirksamkeit eines Mantra veranschaulicht. Als Tan Ajahn Mun, der berühmte Waldmeditationsmeister, im Norden Thailands lebte, wussten die Bergvölker der Gegend nichts über die

Meditationsmönche. Die Menschen des Bergvolkes sind jedoch sehr neugierig. Als sie sahen, wie er seinen Weg auf und ab ging, folgten sie ihm in einer Reihe. Als er sich am Ende der Straße umdrehte, stand die ganze Stadt da.

Sie hatten erkannt, dass er mit den Augen nach unten von einer Seite zur anderen ging und hatten angenommen, dass er nach etwas suchte. Sie fragten: "Wonach suchst du, ehrwürdiger Herr? Können wir dir helfen, ihn zu finden?" Er antwortete geschickt: "Ich suche Buddha, den Buddha des Herzens. Du kannst mir helfen, ihn zu finden, indem du deine eigenen Wege auf und ab gehst und nach dem Buddha suchst. Mit dieser einfachen und schönen Anleitung begannen viele dieser Dorfbewohner zu meditieren, und Tan Ajahn Mun sagte, sie hätten wunderbare Ergebnisse erzielt.

> ***Kontemplation über die Art und Weise, wie die Dinge laufen.***

Die Dhamma-Forschung ist einer der Beleuchtungsfaktoren. Die Betrachtung der Lehren und Naturgesetze kann auf dem Weg der Meditation angewendet werden. Das bedeutet nicht, dass man zufällig denkt oder spekuliert. Vielmehr ist es die ständige Reflexion und Kontemplation der Wahrheit, des Dhammas.

➤ *Untersuchung der Vergänglichkeit*

Zum Beispiel kann man Unbeständigkeit betrachten, indem man den Prozess des Wandels beobachtet und sieht, wie alle Dinge dem Wandel unterliegen. Man entwickelt eine klare Wahrnehmung des Auf- und Abstiegs aller Erfahrungen. Das Leben" ist ein kontinuierlicher Prozess des Entstehens und Sterbens, und alle konditionierte Erfahrung unterliegt diesem Naturgesetz. Wenn man diese Wahrheit betrachtet, sieht man die Eigenschaften der Existenz. Man sieht, dass alle Dinge dem Wandel unterworfen sind. Alle Dinge sind unbefriedigend. Nicht alle Dinge sind das Ich. Diese grundlegenden Eigenschaften der Natur kann man auf dem Weg der Gehmeditation untersuchen.

➢ *Großzügigkeit und Tugendhaftigkeit*

Der Buddha betonte ständig die Bedeutung von Großzügigkeit und Tugend. Unterwegs kann man über die eigene Tugend oder über Handlungen der Großzügigkeit nachdenken. Geh auf und ab und frage dich: "Was habe ich heute an Freundlichkeit getan?"

Ein Meditationslehrer, den ich kannte, kommentierte oft, dass einer der Gründe, warum Meditierende nicht ruhig sein können, darin besteht, dass sie tagsüber nicht genug Gutes getan haben. Freundlichkeit ist ein Kissen für Ruhe, eine Grundlage für Frieden. Wenn wir tagsüber freundliche Taten getan haben - ein freundliches Wort gesagt, eine gute Tat getan, großzügig oder mitfühlend gewesen sind - dann wird der Geist Freude und Ekstase erleben. Diese Handlungen der Güte und das daraus abgeleitete Glück werden zu den bestimmenden Faktoren für Konzentration und Frieden. Die Kräfte der Freundlichkeit und Großzügigkeit führen zum Glück, und es ist dieses gesunde Glück, das die Grundlage für Konzentration und Weisheit bildet.

Die Erinnerung an gute Werke ist ein sehr geeignetes Thema der Meditation, wenn der Geist unruhig, aufgeregt, wütend oder frustriert ist. Wenn es dem Geist an Frieden mangelt, dann erinnere dich an deine vergangenen freundlichen Handlungen. Dies dient nicht dem Zweck, dein Ego aufzubauen, sondern der Anerkennung der Kraft der Güte und Gesundheit. Akte der Freundlichkeit, Tugend und Großzügigkeit bringen Freude in den Geist, und Freude ist ein Erleuchtungsfaktor.

Erinnere dich an Handlungen der Großzügigkeit; denke über die Vorteile des

Gebens nach; erinnere dich an die eigene Tugend; betrachte die Reinheit der Harmlosigkeit, die Reinheit der Ehrlichkeit, die Reinheit der Korrektur in den sexuellen Beziehungen, die Reinheit der Wahrhaftigkeit, die Reinheit der Verwirrung des Geistes durch Vermeidung von Rauschmitteln; all diese Erinnerungen können als Objekte der Meditation auf dem Weg dienen.

Jetzt ja, ich wünsche dir das Beste für deine Ergebnisse, und denk daran, alles ist praktisch; Theorie ohne Handeln nützt dir nichts.

Eine große Umarmung, dein Freund, Jorge!

Übrigens, wenn Sie Ihre Ergebnisse nach und nach erreichen, empfehle ich Ihnen sehr, wenn Sie lernen wollen, wie Sie Ihre persönliche und emotionale Spiritualität verbessern können, mein Buch "WIE SIE IHRE EMOTIONALE UND PERSÖNLICHE SPIRITUALITÄT ERHÖHEN" ist ein Buch, das Ihnen auf Ihrem Weg des "persönlichen, emotionalen und spirituellen Wachstums" sicherlich sehr helfen wird.

Sie können es ohne weiteres in der Amazon-Suchmaschine finden, wie: "Wie Sie Ihre emotionale und persönliche Spiritualität steigern können" oder nach meinem Namen suchen, wie: "Jorge O. Chiesa"..... Ich wünsche Ihnen noch einmal viel Erfolg bei Ihren Ergebnissen!